BEI GRIN MACHT SICH IHR WISSEN BEZAHLT

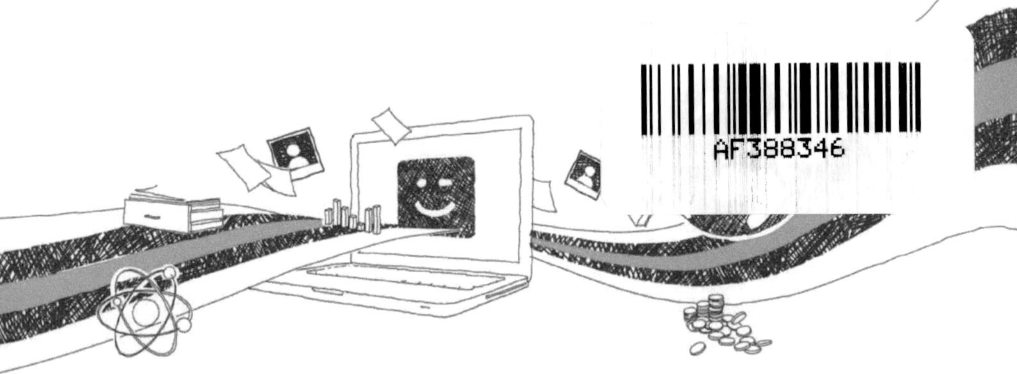

- Wir veröffentlichen Ihre Hausarbeit,
  Bachelor- und Masterarbeit

- Ihr eigenes eBook und Buch -
  weltweit in allen wichtigen Shops

- Verdienen Sie an jedem Verkauf

Jetzt bei www.GRIN.com hochladen
und kostenlos publizieren

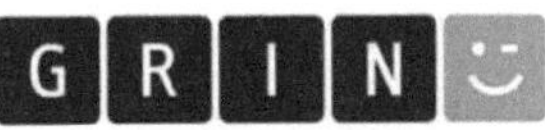

Julia Bovensiepen

Überblick über die rechtlichen Regelungen im Ausland erbrachter medizinischer Leistungen am Beispiel der Niederlande

GRIN Verlag

Überblick über die rechtlichen Regelungen zur Abrechnung im Ausland erbrachter Leistungen am Beispiel der Niederlande

Seminararbeit

vorgelegt der Fakultät Wirtschaftswissenschaften der
Universität Duisburg-Essen, Campus Essen

Von: Bovensiepen-Hoffmann, Julia Maria

WS 14/15, 7. Studiensemester

voraussichtlicher Studienabschluss: SS 2015

Inhaltsverzeichnis

Abkürzungs– und Akronymverzeichnis

AOK	Allgemeine Ortskrankenkasse
bzw.	beziehungsweise
DVKA	Deutsche Verbindungsstelle Krankenversicherung – Ausland
EG	Europäische Gemeinschaft
EHIC	European Health Insurance Card
EU	Europäische Union
EWR	Europäischer Wirtschaftsraum
f.	folgende
ff.	fortfolgende
GKV	Gesetzliche Krankenversicherung
ikk	Innungskrankenkasse
S.	Seite
SGB	Sozialgesetzbuch
u. a.	unter anderem
vgl.	vergleiche
z. B.	zum Beispiel

1 Einleitung

Die gesetzliche Krankenversicherung in Deutschland besteht aus den gesetzlichen Krankenkassen. Aufgaben der Krankenversicherung sind unter anderen die Erhaltung, Wiederherstellung und Verbesserung des Gesundheitszustandes. Über 70 Millionen Menschen sind dort versichert, das entspricht einem Anteil von 90 % der Bevölkerung.[1] Der gesetzlich versicherte Personenkreis wird in drei Gruppen unterschieden, die in Kapitel 2 näher beschrieben werden. Die Versicherten zahlen jeden Monat Beiträge an die Krankenkassen, welche wiederrum Verträge mit den Leistungserbringern schließen. Die Leistungserbringer verpflichten sich, die Versicherten im Bedarfsfall zu behandeln und die Krankenkassen, die erbrachten Leistungen finanziell zu übernehmen. Dabei kann es allerdings Einschränkungen geben. Neben den Behandlungen im Inland können auch Behandlungen im Ausland für in Deutschland Versicherte in Anspruch genommen werden. Zur Komplexitätsreduktion behandelt diese Seminararbeit ausschließlich die Mitgliedsstaaten der Europäischen Union, des Europäischen Wirtschaftsraums und der Schweiz. Die zuvor genannten Einschränkungen sind hier besonders zu beachten. Kapitel 3 zeigt auf, welche Voraussetzungen für eine Übernahme der Kosten der erbrachten Leistungen im Ausland gegeben sein müssen. Dabei werden verschiedene Gründe für den Aufenthalt der Versicherten im jeweiligen Land berücksichtigt. Das Gesundheitssystem verändert sich stetig, auch auf internationaler Ebene gibt es fortlaufend Weiterentwicklungen. Kapitel 4 geht auf die Akteure des Gesundheitswesens ein, beschreibt gesetzliche Vorgaben, erklärt die die Abrechnung betreffende Kostenerstattung und beschäftigt sich mit neueren Entwicklungen in der länderübergreifenden Gesundheitspolitik. Auch wird auf die Besonderheiten in den Niederlanden eingegangen.

Ziel der Arbeit ist es herauszuarbeiten, wie die länderübergreifende Kommunikation des Gesundheitssystems funktioniert und wie groß die Barrieren für die Versicherten sind. Es werden ausschließlich gesetzlich versicherte Personen berücksichtigt.

---

[1] Vgl. Ingrid Füller (2005), S. 12

2 Die Versicherten der gesetzlichen Krankenversicherung

Voraussetzung für die Kostenübernahme der Krankenkasse ist eine gesetzliche Krankenversicherung. Dies gilt auch für die Inanspruchnahme von Leistungen im Ausland. Simon führt an, dass die Versicherten innerhalb der gesetzlichen Krankenversicherung in Pflichtversicherte, freiwillig Versicherte und beitragsfrei mitversicherte Familienangehörige unterschieden werden.[2] „Pflichtversicherte sind Personen, die durch Gesetz der Versicherungspflicht in einer der gesetzlichen Krankenkassen unterliegen. Dies sind im Einzelnen:

- Arbeiter und Angestellte sowie Auszubildende, die gegen Arbeitsentgelt beschäftigt sind
- Arbeitslose, sofern sie Arbeitslosengeld, Unterhaltsgeld oder Eingliederungshilfe erhalten sowie Teilnehmer an beruflichen Fortbildungs- und Umschulungsmaßnahmen
- Empfänger von Arbeitslosengeld II
- Landwirte und ihre mitarbeitenden Familienangehörigen
- Künstler und Publizisten
- Behinderte, die in Werkstätten für Behinderte, Heimen oder gleichartigen Einrichtungen tätig sind
- Studenten an staatlichen oder staatlich anerkannten Hochschulen bis zum Abschluss des 14. Fachsemesters und höchstens jedoch bis zur Vollendung des 30. Lebensjahres
- Rentner und Rentenantragssteller, die mindestens neun Zehntel der zweiten Hälfte ihrer Erwerbstätigkeit pflichtversichert waren."[3]

„Eine freiwillige Versicherung ist für Versicherte, die aus der Pflichtversicherung oder der Familienversicherung ausscheiden, möglich, wenn sie unmittelbar vorher ununterbrochen mindestens 12 Monate oder in den letzten 5 Jahren vor dem Ausscheiden insgesamt mindestens 24 Monate in der GKV versichert waren. Die freiwillige Versicherung ist außerdem für die folgenden Personen möglich:

---

[2] Vgl. Simon (2010), S. 140
[3] Simon (2010), S. 140

- Personen, die zum ersten Mal eine Beschäftigung im Inland aufnehmen und wegen Überschreitens der Versicherungspflichtgrenze in der GKV versicherungsfrei sind
- Schwerbehinderte, wenn sie selbst, ein Elternteil oder ihr Ehegatte bzw. der eingetragene Lebenspartner in den letzten 5 Jahren vor dem Beitritt mindestens 3 Jahre gesetzlich krankenversichert waren
- Arbeitnehmerinnen und Arbeitnehmer, die innerhalb von zwei Monaten nach Rückkehr aus dem Ausland wieder eine Beschäftigung aufnehmen, die nicht zur Versicherungspflicht führt

Mitversicherte Familienangehörige sind Ehepartner (oder eingetragene Lebenspartner) und Kinder (unter bestimmten Voraussetzungen auch Stiefkinder, Enkel und Pflegekinder) von Mitgliedern der GKV (§ 10 SGB V). Zu den Voraussetzungen für die betragsfreie Mitversicherung dieser Familienangehörigen gehören u. a.:

- Wohnsitz oder gewöhnlicher Aufenthalt in Deutschland
- Nicht selbst Mitglied einer Krankenkasse
- Keine hauptberufliche Selbstständigkeit
- Kein Gesamteinkommen ≥ 450 Euro im Monat (geringfügige Beschäftigung bzw. (in 2013) 385 Euro im Monat (andere Einkommensarten)"[4]

Innerhalb der Familienversicherung mitversichert sind Kinder bis zur Vollendung des 18. Lebensjahres. Falls das Kind nicht selbst erwerbstätig ist, erhöht sich diese Altersgrenze auf 23 Jahre. Eine Erhöhung dieser Altersgrenze ist sogar auf das 25. Lebensjahr möglich, wenn sich das Kind in einer Schul- oder Berufsausbildung befindet, ein freiwilliges soziales oder ökologisches Jahr absolviert oder sich im Bundesfreiwilligendienst befindet. Einen besonderen Fall stellen außerdem Kinder mit einer körperlichen, geistigen oder seelischen Behinderung dar. Wenn diese nachweislich nicht im Stande sind, sich selbst finanziell zu unterhalten, dürfen sie ohne Altersbeschränkung in der Familienversicherung verbleiben. Die

---

[4] Wasem (2014), S. 130

Leistungsansprüche der Familienversicherten decken sich grundsätzlich mit
denen der Hauptversicherten. Geringe Unterschiede bestehen darin, dass
die Familienversicherten sich der Entscheidung des Hauptversicherten
bezüglich der Wahl der Krankenkasse beugen müssen und auch kein Recht
auf die Teilnahme an den Sozialwahlen haben.[5]

3 Ansprüche der unterschiedlichen Versichertengruppen auf medizinische Leistungen im Ausland

Damit die zuvor genannten Personengruppen ihre Ansprüche im Ausland
geltend machen können, sind einige Voraussetzungen notwendig. Die
wichtigste Bedingung, um Ansprüche geltend zu machen, ist ein
Anspruchsnachweis. Aber auch weitere Bedingungen sind notwendig, um in
anderen Staaten medizinische Leistungen wahrnehmen zu können.

3.1 Europäische Krankenversicherungskarte/Auslandskrankenschein

Der bereits erwähnte Anspruchsnachweis wird heutzutage meist in Form der
Europäischen Krankenversicherungskarte, aber auch teilweise noch in Form
eines Auslandskrankenscheins erbracht. Die Europäische
Krankenversicherungskarte, auch European Health Insurance Card (EHIC),
ist meistens in die gesetzliche Krankenversicherungskarte integriert, auf
deren Rückseite sie sich befindet. Der Internetseite der AOK ist zu
entnehmen, dass sie notwendig ist, um bei vorübergehendem Aufenthalt in
den Ländern der Europäischen Union, des Europäischen Wirtschaftsraums
und der Schweiz medizinische Leistungen zu erhalten. Außerdem gilt die
Europäische Krankenversicherungskarte ebenfalls für die Länder
Mazedonien, Montenegro und Serbien, wenn eine Erkrankung nicht bereits
bei Einreise in das jeweilige Land besteht.[6] Eingeführt wurde sie im Juni
2004 und ersetzt in den bereits genannten Ländern den papierhaften
Auslandskrankenschein. Laut Angaben der ikk Südwest existiert dieser aber

---

[5] Vgl. Wasem (2013), S. 131
[6] Vgl. AOK Bundesverband (2014)

weiterhin für die Länder Bosnien-Herzegowina, Tunesien und die Türkei.[7] Außerhalb der genannten Länder haben deutsche Versicherte nur unter den sehr engen Bedingungen des § 18 des Sozialgesetzbuchs V (SGB) Anspruch auf Leistungen.

3.2 In Deutschland lebende und arbeitende Versicherte

Neben der Europäischen Krankenversicherungskarte gibt es noch weitere Voraussetzungen für die Behandlung eines in Deutschland Versicherten im Ausland. Maßgeblich ist, in welcher Situation sich der Versicherte befindet bzw. welcher der folgenden Fallgruppen er angehört. So sind verschiedene Dinge zu beachten, die im Folgenden erläutert werden.

3.2.1 Aufenthalt außerhalb Deutschlands

In welchem Umfang die Kasse medizinische Leistungen während eines Urlaubs des Versicherten übernimmt, ist der Internetseite der Deutschen Verbindungsstelle Krankenversicherung – Ausland (DVKA) zu entnehmen. Die EG-Verordnung 883/04 besagt, dass „ein Versicherter und seine Familienangehörigen, die sich in einem anderen als dem zuständigen Mitgliedsstaat aufhalten, Anspruch auf Sachleistungen [haben], die sich während ihres Aufenthalts als medizinisch notwendig erweisen, wobei die Art der Leistung und die voraussichtliche Dauer des Aufenthalts zu berücksichtigen sind. Diese Leistungen werden vom Träger des Aufenthaltsorts nach den für ihn geltenden Rechtsvorschriften für Rechnung des zuständigen Trägers erbracht, als ob die betreffende Person nach diesen Rechtsvorschriften versichert wäre."[8] Der Umfang der übernommenen Leistungen der Krankenversicherung kann somit sehr unterschiedlich sein. Das Bundesministerium erklärt innerhalb der Patientenmobilitätsrichtlinie, dass grundsätzlich Kosten nur bis zu der Höhe übernommen werden, die eine entsprechende Behandlung in Deutschland gekostet hätte.[9] Außerdem gibt es Weiteres zu beachten. Laut der Betriebskrankenkasse Deutsche

---

[7] Vgl. ikk Südwest (2014)
[8] DVKA (2014j)
[9] Vgl. Bundesministerium für Gesundheit (2014a)

Bank AG ist es möglich, dass ein Versicherter die gesamten Kosten zunächst vorstrecken muss. Dabei ist es möglich, dass auch nur ein Teil der Kosten erstattet wird. Für Medikamente sind teilweise höhere Zuzahlungen zu leisten als in Deutschland.[10]

3.2.2 Geplante Behandlung im Ausland

Versicherte können ins Ausland reisen, um sich gezielt dort behandeln zu lassen. Gründe hierfür sind geringere Kosten oder Behandlungsmethoden, die es in Deutschland nicht gibt. Ein Beispiel hierfür ist der deutlich günstigere Zahnersatz in Polen.   Auch die Voraussetzungen für eine geplante Versorgung außerhalb Deutschlands regelt die EG-Verordnung 883/04 der DVKA. Begibt sich ein Versicherter zur Inanspruchnahme von Leistungen in einen anderen Mitgliedsstaat, muss zuvor eine Genehmigung des zuständigen Trägers in Form der Vordrucke E 112 oder S 2 einholen. „Ein Versicherter, der vom zuständigen Träger die Genehmigung erhalten hat, sich in einen anderen Mitgliedsstaat zu begeben, erhält Sachleistungen, die vom Träger des Aufenthaltsorts nach den für ihn geltenden Rechtsvorschriften für Rechnung des zuständigen Trägers erbracht werden, als ob er nach diesen Rechtsvorschriften versichert wäre. Die Genehmigung wird erteilt, wenn die betreffende Behandlung Teil der Leistungen ist, die nach den Rechtsvorschriften des Wohnmitgliedsstaates der betreffenden Person vorgesehen ist und ihr diese Behandlung nicht innerhalb eines in Anbetracht ihres derzeitigen Gesundheitszustands und des voraussichtlichen Verlaufs ihrer Krankheit medizinisch vertretbaren Zeitraums gewährt werden kann. [Die zuvor genannten Bedingungen] gelten für Familienangehörige entsprechend. Wohnen die Familienangehörigen eines Versicherten in einem anderen Mitgliedsstaat als der Versicherte selbst und hat sich dieser Mitgliedsstaat für die Erstattung in Form von Pauschalbeträgen entschieden, so werden die Sachleistungen [...] für Rechnung des Trägers des Wohnorts der Familienangehörigen erbracht. In diesem Fall gilt [...] der Träger des Wohnorts als zuständiger Träger."[11]

---

[10] Vgl. Betriebskrankenkasse Deutsche Bank AG (2014)
[11] DVKA (2014j)

3.2.3 Vorübergehende Erwerbstätigkeit im Ausland

Manche in Deutschland ansässige Firmen entsenden ihre Mitarbeiter für
Arbeitsaufträge vorübergehend ins Ausland. Ob dort für Versicherte weiterhin
ein deutscher Versicherungsschutz besteht, richtet sich nach einigen
Bedingungen. Nach Angaben der DVKA wird die Bescheinigung A1 benötigt,
um nachweisen zu können, dass weiterhin die deutschen Rechtsvorschriften
über soziale Sicherheit gelten. Zuständig für das Ausstellen der
Bescheinigung ist die gesetzliche Krankenkasse. Ist die im Ausland
arbeitende Person nicht gesetzlich krankenversichert, stellt der Träger der
gesetzlichen Rentenversicherung die Bescheinigung zur Verfügung. Falls
die Person nicht gesetzlich krankenversichert und aufgrund ihrer
Mitgliedschaft bei einer berufsständischen Versorgungseinrichtung von der
Rentenversicherung befreit ist, muss sie sich an die Arbeitsgemeinschaft
Berufsständischer Versorgungseinrichtungen e. V. wenden. Grundsätzlich
gilt dies für eine maximale Entsendungsdauer des Arbeitnehmers von 24
Monaten.[12] Soll die Person länger im Ausland verbleiben, ist eine
Ausnahmevereinbarung möglich. Der dafür notwendige Antrag ist in dem
Mitgliedsstaat zu stellen, dessen Rechtsvorschriften gelten sollen. In
Deutschland ist hierfür der GKV-Spitzenverband, insbesondere die DVKA
zuständig.[13] Gleiches gilt für Selbstständige. Des Weiteren ist es möglich,
dass ein Arbeitnehmer in mehreren Mitgliedsstaaten beschäftigt ist. In
diesem Fall gelten einheitlich die Vorschriften eines Mitgliedsstaats. Für die
Feststellung der anzuwendenden Rechtsvorschriften ist jeweils der
Wohnstaat zuständig, in Deutschland ebenfalls die DVKA.[14] Für
Familienangehörige, die den Versicherten in der Zeit der Beschäftigung
begleiten oder ihn besuchen, gelten gemäß § 17 SGB V die gleichen
Regelungen.

---

[12] Vgl. DVKA (2014b)
[13] Vgl. DVKA (2014a)
[14] Vgl. DVKA (2014c)

3.3 Im Ausland lebende Rentner

Einige Personen, die in Deutschland krankenversichert sind und sich in Rente befinden, verbringen die Zeit nach ihrer Berufstätigkeit im Ausland. Vorab zu klären ist, ob nach einem Wohnortswechsel ins Ausland weiterhin die deutschen Rechtsvorschriften für die Krankenversicherung gelten. Dem von der DVKA herausgegebenen Merkblatt „Meine Krankenversicherung bei Wohnort im Ausland – Eine Informationsbroschüre für Rentner, die in Deutschland gesetzlich krankenversichert sind" sind zahlreiche Informationen zu entnehmen. Die deutschen Rechtsvorschriften gelten weiterhin in den in dieser Arbeit behandelten Ländern. In diesen Staaten bleibt die Mitgliedschaft in der gesetzlichen Krankenkasse bestehen und es bedarf keiner zusätzlichen Versicherung. Voraussetzungen dafür sind, dass nur eine Rente der deutschen Rentenversicherung bezogen wird und im neuen Wohnstaat kein eigener Leistungsanspruch (z. B. aufgrund einer Beschäftigung) besteht. In manchen Ländern, wie Dänemark oder der Schweiz, gelten einige Besonderheiten. Sonst werden die Beiträge in gleicher Höhe gezahlt, wie es auch in Deutschland der Fall wäre. Beiträge im Wohnstaat fallen nicht an. Sachleistungen bei Krankheit können wie von einem Versicherten des ausländischen Krankenversicherungsträgers in Anspruch genommen werden. Dazu wird eine separate Anspruchsbescheinigung E 121 bzw. S 1 in doppelter Ausfertigung benötigt, die dem für den neuen Wohnort zuständigen Krankenversicherungsträger vorgelegt werden muss. Nach Prüfung bestätigt dieser der deutschen Krankenkasse die Einschreibung. Geldleistungen wie z. B. Pflegegeld werden weiterhin aus Deutschland bezogen. Verlegt ein Rentner gemeinsam mit seinen Familienangehörigen den Wohnstaat, richten sich die Regelungen nach den Rechtsvorschriften des dortigen Krankenversicherungsträgers. Gehören die Angehörigen nicht zu den anspruchsberechtigten Familienangehörigen des Wohnstaates, gelten eventuell andere Regelungen. Gründe hierfür können sein, dass Einkommens- oder Altersgrenzen nach den dortigen Rechtsvorschriften überschritten werden. Ansonsten können auch sie Sachleistungen wie ein im Wohnstaat Versicherter in Anspruch nehmen. Für den Fall, dass die Familienangehörigen des Rentners in Deutschland verbleiben, ergeben sich

für sie keine Änderungen. Sie können weiterhin mit ihrer
Krankenversicherungskarte medizinische Leistungen in Anspruch nehmen.[15]

3.4 Studierende

Begibt sich ein in Deutschland gesetzlich krankenversicherter Studierender
für einige Semester zum Studieren in ein anderes Land, bleibt er weiter in
Deutschland krankenversichert, wenn einige Bedingungen erfüllt sind. Die
DVKA führt an, dass die Altersgrenze der Studierenden nach deutschem
Recht beachtet werden muss und diese nicht in dem anderen Mitgliedsstaat
vorrangig versichert sein dürfen. Dies kann z. B. aufgrund einer
Beschäftigung oder selbstständigen Tätigkeit der Fall sein. Ob die
Voraussetzungen für den Fortbestand des Versicherungsschutzes in
Deutschland gegeben sind, prüft die deutsche Krankenkasse. Bleibt die
Versicherung in Deutschland bestehen, können in dem Staat Leistungen wie
ein dort gesetzlich Versicherter in Anspruch genommen werden, solange
diese unter Berücksichtigung der Aufenthaltsdauer medizinisch notwendig
sind. Um den eigenen Anspruch nachzuweisen, ist die Europäische
Krankenversicherungskarte notwendig. Das Verfahren entspricht dem,
welches auch für Urlauber gilt.[16] Absolviert ein Studierender ein komplettes
Vollstudium in einem anderen Land und hat dort seinen Lebensmittelpunkt,
kann es sein, dass er sich dort versichern muss. Ein Verbleib in der
deutschen Krankenkasse wäre nur möglich, wenn der Studierende seinen
Erstwohnsitz in Deutschland behält und regelmäßig dorthin zurückkehrt.

3.5 Grenzgänger

„[Ein] Grenzgänger [ist] eine Person, die in einem Mitgliedsstaat eine
Beschäftigung oder eine selbstständige Erwerbstätigkeit ausübt und in einem
anderen Mitgliedsstaat wohnt, in den sie in der Regel täglich, mindestens
aber einmal wöchentlich zurückkehrt."[17] In diesem Fall wird die
Krankenkasse dem gewählten ausländischen Träger eine entsprechende

---

[15] Vgl. DVKA (2014e)
[16] Vgl. DVKA (2014d)
[17] DVKA (2014j)

Anspruchsbescheinigung ausstellen. Sollte bis zu dem Zeitpunkt der Ausstellung noch kein ausländischer Träger ausgewählt worden sein, stellt die Krankenkasse einen Anspruchsnachweis (Vordruck E 106) zur Vorlage beim ausländischen Träger aus. Durch diesen Nachweis ist es möglich, Sach- und Geldleistungen zu erhalten. Im Wohnstaat erhalten ein Versicherter und seine Familienangehörigen die gleichen medizinischen Leistungen wie ein Versicherter des Wohnstaats. Somit können sie auch alle im Wohnstaat vorgesehenen Sachleistungen in Anspruch nehmen. Der Kreis der anspruchsberechtigten Familienangehörigen und der Umfang der Leistungen richten sich dabei nach dem Recht des Wohnstaats. Als Anspruchsnachweis in Deutschland dient dem Versicherten und seinen Familienangehörigen eine Krankenversichertenkarte der deutschen Krankenkasse. Der Anspruch auf Geldleistungen richtet sich nach deutschem Recht. Hierzu zählen in erster Linie Entgeltfortzahlungen und das Krankengeld, die bei Arbeitsunfähigkeit in Betracht kommen. Krankengeld wird nach Ablauf der sechswöchigen Entgeltfortzahlung des Arbeitsgebers gezahlt. Bei Frauen kommt neben der Entgeltfortzahlung und dem Krankengeld bei Schwangerschaft bzw. Mutterschaft die Zahlung von Mutterschaftsgeld hinzu.[18]

4 Rechtliche Regelungen zur Abrechnung medizinischer Leistungen

Sind alle Voraussetzungen der unterschiedlichen Versichertengruppen erfüllt, können sie medizinische Leistungen im Ausland in Anspruch nehmen. Die betreffenden gesetzlichen Vorgaben werden von den Akteuren des Gesundheitswesens beschlossen. Immer wieder gibt es neue Entwicklungen in der Gesundheitsbranche, die teilweise national, aber auch international umgesetzt werden. Diese betreffen unter anderem die Abrechnung der erbrachten medizinischen Leistungen.

---

[18] Vgl. DVKA (2014f)

4.1 Entscheidungsebenen innerhalb der EU

Die rechtlichen Regelungen über im Ausland in Anspruch genommene Leistungen und deren Abrechnung werden durch Akteure des Gesundheitswesens koordiniert. Rosenbrock beschreibt ein Mehrebenensystem, das aus supranationalen und nationalstaatlichen Institutionen besteht. Zu den supranationalen Institutionen gehören der Europäische Rat, die Europäische Kommission, das Europäische Parlament und der Europäische Gerichtshof. Die nationalstaatlichen Institutionen sind nationale Parlamente und Regierungen. Das Mehrebenensystem besitzt einen vertikalen Aufbau und besteht aus übereinander geschichteten Handlungssystemen, in denen die Autonomie der Nationalstaaten nicht verschwunden, aber beschränkt ist. Auch die Gesundheitspolitik ist in das System eingebunden. Die Gestaltungschancen und –kompetenzen, die auf die EU-Institutionen und die Nationalstaaten verteilt sind, sind in vielfältiger Weise miteinander verflochten. Der EU werden gemäß EG-Vertrag einige Aufgaben zugeschrieben. Sie soll auf allen Politikfeldern ein hohes Niveau des Gesundheitsschutzes sicherstellen sowie die Gesundheit der Bevölkerung verbessern, Humankrankheiten verhüten und Ursachen für die Gefährdung der menschlichen Gesundheit beseitigen. Der EG-Vertrag schränkt die Zuständigkeit der EU auf dem Gebiet des Gesundheitsschutzes aber auch in vielfältiger Weise ein. So sieht er vor, dass die Europäische Gemeinschaft die Politik der Mitgliedsstaaten ergänzt, ihre Zusammenarbeit fördert und erforderlichenfalls unterstützt. Dabei behalten die Mitgliedsstaaten der EU ihre primäre Zuständigkeit und Verantwortung auf diesen Feldern. Grundsätzlich gilt für alle Gemeinschaftsaktivitäten das Subsidiaritätsprinzip. Das bedeutet, dass die EU nur dann tätig werden darf, wenn die betreffenden Aufgaben besser auf supranationaler Ebene als auf nationaler Ebene gelöst werden können. Bezüglich des Gesundheitsschutzes in der Arbeitswelt und dem gesundheitlichen Verbraucherschutz kann die EU durch Richtlinien supranationale Mindeststandards festlegen, die von den Mitgliedsstaaten nicht unterschritten werden dürfen. Der EG-Vertrag sieht weiterhin vor, dass die Mitgliedsstaaten die volle Verantwortung für die Organisation des Gesundheitswesens und die medizinische Versorgung besitzen. Außerdem haben sie die Befugnis, die Grundprinzipien ihres

Systems der sozialen Sicherheit selbst festzulegen. Allerdings gibt es hier auch einige Einschränkungen. Die Mitgliedsstaaten müssen bei der Wahrnehmung ihrer Zuständigkeit die Grundsätze des freien Verkehrs von Waren, Dienstleistungen, Kapital und Personen beachten.[19] Insgesamt werden also die Rahmenbedingungen auf supranationaler Ebene festgelegt und auf nationaler Ebene individuell ausgestaltet.

4.2 Allgemeine Vorschriften und Abrechnungsmodalitäten

Im SGB V finden sich die rechtlichen Regelungen des deutschen Rechts zur gesetzlichen Krankenversicherung. Gemäß § 1 SGB V hat die Krankenversicherung als Solidargemeinschaft die Aufgabe, die Gesundheit der Versicherten zu erhalten, wiederherzustellen oder ihren Gesundheitszustand zu bessern. Dazu stellt sie den Versicherten nach § 2 SGB V die im Folgenden genannten Leistungen unter Beachtung des Wirtschaftlichkeitsgebots zur Verfügung, welches laut § 12 SGB V besagt, dass Leistungen ausreichend, zweckmäßig und wirtschaftlich sein müssen und das Maß des Notwendigen nicht überschreiten dürfen. Es dürfen also keine Leistungen erbracht werden, die nicht notwendig oder unwirtschaftlich sind und die Krankenkassen dürfen dies auch nicht bewilligen. Die Versicherten haben gemäß § 11 SGB V Anspruch auf Leistungen:

- zur Empfängnisverhütung
- bei Schwangerschaft und Mutterschaft
- bei Sterilisation und bei Schwangerschaftsabbruch
- zur Verhütung von Krankheiten und von deren Verschlimmerung
- zur Früherkennung von Krankheiten
- zur Behandlung von Krankheiten

Nach § 2 Absatz 2 SGB V erhalten die Versicherten die Leistungen als Sach- oder Dienstleistungen. Allerdings ist es möglich, dass Versicherte stattdessen Kostenerstattung wählen. Diese regelt der § 13 des Sozialgesetzbuchs V. Voraussetzung ist, dass die Versicherten die Krankenkasse vorher darüber informieren. Auch der Leistungserbringer hat den Versicherten darüber in Kenntnis zu setzen, dass die Kosten, die nicht

---

[19] Vgl. Rosenbrock/Gerlinger (2006), S. 323 ff.

von der Krankenkasse übernommen werden, von den Versicherten selbst zu tragen sind. Anspruch auf Erstattung besteht höchstens in der Höhe der Vergütung, die die Krankenkasse bei Erbringung als Sachleistung zu tragen hätte. Geregelt wird das Verfahren der Kostenerstattung von der Satzung, die Abzüge vom Erstattungsbetrag für Verwaltungskosten in Höhe von 5 Prozent in Abzug bringen kann.

Die Behandlung bzw. Kostenerstattung im Ausland regelt der § 13 Absatz 4 SGB V. Dieser Paragraph bildet die Grundlage der Patientenmobilitätsrichtlinie, deren Regelungen zwar im deutschen Recht schon seit 2004 gelten, europaweit aber erst seit dem 25. Oktober 2013 Gültigkeit besitzen. Die Rechte dieser Richtlinie treten neben die Möglichkeiten, die die EG-Verordnung 883/04 bietet und ergänzen diese. Wie bereits beschrieben können nach der EG-Verordnung die Versicherten mit der Europäischen Krankenversicherungskarte medizinisch notwendige Leistungen in Anspruch nehmen. Behandelt wird zu den gleichen Bedingungen und Kosten, wie sie auch für die Staatsangehörigen des jeweiligen Landes gelten. Gilt im Behandlungsstaat das Kostenerstattungsprinzip, werden dem Versicherten die Kosten der Behandlung nach dem dort üblichen Recht erstattet.[20]

Zuständig ist unter anderem die Deutsche Verbindungsstelle Krankenversicherung – Ausland, deren Aufgabe es ist, Krankenversicherungsleistungen abzurechnen, die unter anderen im Ausland wohnende Grenzgänger, Familienangehörige und Rentner, entsandte Arbeitnehmer und Touristen im Auftrag der deutschen Krankenkasse erhalten haben. Sie schließt mit den ausländischen Verbindungsstellen Vereinbarungen, die im Interesse von Versicherten, Arbeitgebern und Krankenkassen eine praxisgerechte Umsetzung der komplexen EG- und Abkommensregelungen ermöglichen.[21] Nach den 883/04 vom 29. April 2004 und der EG-Verordnung 987/09 vom 16. September 2009 können die Versicherten auch bei Leistungen im Ausland Kostenerstattung statt Sachleistung wählen. Artikel 35 der Verordnung 883/04 besagt, dass die von dem Träger eines Mitgliedsstaats für Rechnung des Trägers eines anderen

---

[20] Vgl. Bundesministerium für Gesundheit (2014b)
[21] Vgl. DVKA (2014g)

Mitgliedsstaats genehmigten Sachleistungen in voller Höhe erstattet werden müssen. Die Erstattungen werden entweder gegen Nachweis der tatsächlichen Aufwendungen oder auf der Grundlage von Pauschalbeträgen vorgenommen.[22] Bei der Erstattung auf Grundlage von Aufwendungen erstattet der zuständige Träger nach Artikel 62 der Verordnung 987/09 dem Träger, der die Sachleistungen gewährt hat, diese in Höhe der tatsächlichen Ausgaben, die sich aus der Rechnungsführung dieses Trägers ergeben. Für den Fall, dass der tatsächliche Betrag für Sachleistungen nicht oder teilweise nicht aus der Rechnungsführung des Trägers hervorgeht, wird der zu erstattende Betrag pauschal berechnet. Die Höhe und die Grundlage dieser Pauschalbeträge werden von der Verwaltungskommission festgelegt.

Die Erstattung auf Grundlage von Pauschalbeträgen führen nur bestimmte Mitgliedsstaaten durch. Es existiert eine Methode zur Berechnung der Pauschalbeiträge. Der monatliche Pauschalbetrag pro Person (Fi) wird nach Artikel 64 der Verordnung 987/09 für ein Kalenderjahr ermittelt. Nach der folgenden Formel müssen die Jahresdurchschnittskosten pro Person (Yi) nach Altersklasse (i) durch 12 geteilt und das Ergebnis um einen Faktor (X) gekürzt werden:

$$Fi = Yi*1/12*(1-X)$$

Der Index i steht hierbei für die drei bei der Berechnung des Pauschalbeitrags berücksichtigten Altersklassen. Wenn i=1, dann gilt der Pauschalbeitrag für Personen unter 20 Jahren. Für Personen von 20 bis 64 Jahren steht i=2 und für Personen ab 65 Jahren i=3. Die Ermittlung der Jahresdurchschnittskosten erfolgt, indem man die Jahresausgaben für sämtliche Sachleistungen, die von Trägern des forderungsberechtigten Mitgliedsstaates allen seinen Rechtsvorschriften unterliegenden und dort wohnenden Personen der betreffenden Altersklasse gewährt wurden, durch die durchschnittliche Zahl der betroffenen Personen dieser Altersklasse im betreffenden Kalenderjahr teilt. Die Kürzung (X) beträgt grundsätzlich 20 %,

---

[22] Vgl. DVKA (2014j)

also 0,20. Um den gesamten Pauschalbetrag für ein Kalenderjahr zu ermitteln, muss der festgelegte monatliche Pauschalbetrag pro Person für jede Altersklasse i mit der Zahl der Monate multipliziert werden, die die betreffende Personen der jeweiligen Altersgruppe in dem forderungsberechtigten Mitgliedsstaat zurückgelegt haben, und die Ergebnisse addiert werden.

Artikel 66 in Verordnung 987/09 ist zu entnehmen, dass die Erstattung zwischen den betroffenen Mitgliedsstaaten so schnell wie möglich zu erfolgen hat. Der betreffende Träger muss die Forderungen vor Ablauf gewisser Fristen erstatten. Die Erstattung erfolgt über die Verbindungsstellen der jeweiligen Staaten. Nach Artikel 67 werden Forderungen auf der Grundlage von tatsächlichen Aufwendungen bei der Verbindungsstelle des leistungspflichtigen Mitgliedsstaats eingereicht. Das sollte innerhalb von 12 Monaten nach Ablauf des Kalenderjahres geschehen, die Forderungen werden in die Rechnungsführung des forderungsberechtigten Trägers aufgenommen. Forderungen auf der Grundlage von Pauschalbeträgen werden ebenfalls innerhalb von 12 Monaten bei der Verbindungsstelle des leistungsberechtigten Mitgliedsstaats eingereicht. Die Durchschnittskosten des betreffenden Jahres werden im Amtsblatt der Europäischen Union veröffentlicht. Werden die Forderungen zu spät eingereicht, werden sie nicht mehr berücksichtigt. Innerhalb der Frist eingereicht, werden die Forderungen binnen 18 Monaten nach Ablauf des Monats, in dem sie bei der Verbindungsstelle eingereicht wurden, an die Verbindungsstelle des forderungsberechtigten Mitgliedsstaats gezahlt.

Wird die Frist von 18 Monaten nicht beachtet und die Zahlung nicht geleistet, kann der forderungsberechtigte Träger nach Artikel 68 Zinsen auf die noch ausstehenden Forderungen erheben. Falls der leistungspflichtige Träger aber innerhalb von 6 Monaten nach Einreichen der Forderung eine Anzahlung in Höhe von mindestens 90 % der gesamten Forderungssumme leistet, kann er der Zinszahlung unter Umständen entgehen. Zinsen für die Teile der Forderung, die noch nicht beglichen wurden, dürfen erst nach 36 Monaten gefordert werden. Voraussetzung für diese Ausnahmeregelung ist, dass die Verbindungstelle die Anzahlung annimmt, wozu sie nicht verpflichtet ist.[23]

Artikel 78 der Verordnung 883/04 gibt an, dass die Verwendung von elektronischer Datenverarbeitung für die Mitgliedsstaaten schrittweise geplant ist. Für die elektronischen Datenverarbeitungsdienste und für den Schutz von personenbezogenen Daten ist jeder Mitgliedsstaat eigenverantwortlich.[24] Die Struktur, den Inhalt, das Format und die Verfahren im Einzelnen für den Austausch von Dokumenten legt laut Artikel 2 der Verordnung 987/09 die Verwaltungskommission fest. Ist die Verbindungsstelle des Empfängerstaats für die Datenübermittlung zuständig, beginnen die Fristen für die Beantwortung des Antrags an dem Tag, an dem die Verbindungsstelle diesen erhält.[25]

Aufgrund der Umsetzung der Patientenmobilitätsrichtlinie besteht aber seit dem 25. Oktober 2013 die Möglichkeit, nicht mehr nur ausschließlich medizinisch notwendige Leistungen im Ausland in Anspruch zu nehmen. Außerdem müssen die genauen Leistungs- und Erstattungsbedingungen des jeweiligen Landes nicht mehr konkret berücksichtigt werden. § 13 Absatz 4 SGB V regelt, dass Art und Umfang der Erstattung sich danach richten, was auch in Deutschland von der gesetzlichen Krankenkasse übernommen wird. Die Krankenkasse übernimmt nur die Höhe der Kosten, die eine entsprechende Behandlung auch im Inland gekostet hätte. Abgezogen wird nur ein Verwaltungskostenabschlag. Eine weitere Änderung im Rahmen der Patientenmobilitätsrichtlinie ist die Einrichtung internationaler Kontaktstellen in allen Mitgliedsstaaten, die den Patienten und den Gesundheitsdienstleistern Informationen rund um die grenzüberschreitende Gesundheitsversorgung bieten und europaweit miteinander zusammen arbeiten sollen.

Festzuhalten ist, dass seit Oktober 2013 ein Wahlrecht besteht, wenn die Voraussetzungen der Richtlinie und der Verordnung 883/04 erfüllt sind. Die Versicherten können zwischen zwei Optionen wählen. Die erste Alternative

---

[23] Vgl. DVKA (2014k)
[24] Vgl. DVKA (2014j)
[25] Vgl. DVKA (2014k)

ist, dass der Versicherte die Behandlungskosten zunächst vorstreckt und sich die Kosten anschließend nach deutschem Recht gemäß § 13 Absatz 4 SGB V erstatten lässt. Die andere Alternative ist, gegen Vorlage der Europäischen Krankenversicherungskarte eine notwendige medizinische Behandlung als Sachleistungsaushilfe nach dem Recht des Behandlungsstaates in Anspruch zu nehmen.[26]

4.3 Niederländisches Recht

Da die Niederlande Mitglied in der Europäischen Union ist, gilt das Europäische Recht entsprechend. Die zuständige Verbindungsstelle in den Niederlanden ist das Zorginstituut Nederland mit Sitz im nordholländischen Diemen.[27] Zu beachten ist, dass die Niederlande zu den Staaten gehört, die die Erstattung der Ausgaben für Sachleistungen auf der Grundlage von Pauschalbeträgen verlangen. Dies ist dem Anhang 3 der EG-Verordnung 987/09 zu entnehmen.[28] Das von der DVKA herausgegebene Merkblatt „Urlaub in den Niederlanden" beschreibt, dass eine Kostenerstattung auch bei der Krankenversicherung Agis Zorgverzekeringen in Amersfoort geltend gemacht werden kann, solange sich der Versicherte noch in den Niederlanden aufhält und die Originalrechnung in Verbindung mit einer Kopie der Anspruchsbescheinigung vorgelegt wird. Weiterhin ist diesem Merkblatt zu entnehmen, in welchen Bereichen ein deutscher Patient Zuzahlungen leisten muss. Die ärztliche Behandlung bei einem Arzt bedarf genau wie die Behandlung in einem Krankenhaus keiner Zuzahlung. Sucht der Versicherte allerdings einen Zahnarzt auf, gelten andere Regelungen. Hier trägt der Patient über 18 Jahre die Kosten normalerweise in voller Höhe. Beim Kauf von Medikamenten gibt es unterschiedliche Fälle. Für bestimmte Medikamente trägt der Patient die Kosten in voller Höhe, selbst, wenn sie vom Arzt verschrieben wurden. Falls der Arzt aber eine chronische Erkrankung auf dem ausgestellten Rezept bestätigt, muss der Versicherte nichts zuzahlen. Wählt der Versicherte ein teureres Medikament, muss er

---

[26] Bundesministerium für Gesundheit (2014a)
[27] Vgl. DVKA (2014i)
[28] Vgl. DVKA (2014k)

ggf. den entstehenden Differenzbetrag zwischen diesem und dem vereinbarten Festbetrag zahlen.[29]

---

[29] Vgl. DVKA (2014h)

5 Fazit

Die Ausarbeitung hat gezeigt, dass Versicherte und ihre mitversicherten Familienangehörigen medizinische Leistungen im Ausland in Anspruch nehmen können. Neben der Europäischen Krankenversicherungskarte als Anspruchsnachweis müssen weitere Voraussetzungen gegeben sein, damit eine Behandlung erfolgt. So werden in einigen Situationen zusätzlich Formulare benötigt und nicht jede Leistung wird von der gesetzlichen Krankenkasse übernommen.

Die gesetzlichen Vorgaben werden von den leitenden Instanzen der Europäischen Union sowie den Staaten selbst festgelegt. Die individuelle Ausgestaltung übernehmen die Staaten eigenverantwortlich. Eine engere Zusammenarbeit aller Akteure des Gesundheitswesens wird immer mehr fokussiert. Gründe dafür sind die starke Entwicklung der Europäischen Union und die Einführung der Patientenmobilitätsrichtlinie. Auch die Abrechnung bzw. Kostenerstattung erfolgt durch die Einrichtung der nationalen Kontaktstellen recht unkompliziert. Die in den Niederlanden nach Pauschalbeträgen abzurechnenden Leistungen können somit deutlich zügiger erstattet werden, woran auch die fortschreitenden elektronischen Möglichkeiten stark beteiligt sind.

Literaturverzeichnis

AOK-Bundesverband GbR (2014): FAQ. Im Internet unter:
www.aok.de/bundesweit/gesundheit/reisen-medizin-faq-13714.php
(Zugriff am 13.11.2014)

Betriebskrankenkasse Deutsche Bank AG (2014):
Auslandskrankenversicherung. Im Internet unter:
http://bkk-deutsche-bank.de/content/leistungen_bkk-
auslandskrankenversicherung.html
(Zugriff am 19.11.2014)

Bundesministerium für Gesundheit (2014a): Europäische Richtlinie zur
Patientenmobilität tritt in Kraft. Im Internet unter:
https://www.bundesgesundheitsministerium.de/ministerium/presse/pressemitt
eilungen/2013-04/eu-richtlinie-zur-kostenerstattung.html
(Zugriff am 19.11.2014)

Bundesministerium für Gesundheit (2014b): Patientenmobilitätsrichtlinie.
Im Internet unter:
http://www.bmg.bund.de/glossarbegriffe/p-q/patientenmobilitaetsrichtlinie/
(Zugriff am 28.11.2014)

DVKA/GKV-Spitzenverband (2014a): Ausnahmevereinbarung.
Im Internet unter:
http://www.dvka.de/oeffentlicheSeiten/ArbeitenAusland/Ausnahmevereinbaru
ng.htm
(Zugriff am 19.11.2014)

DVKA/GKV Spitzenverband (2014b): Entsendung in einen anderen
Mitgliedsstaat. Im Internet unter:
http://www.dvka.de/oeffentlicheSeiten/ArbeitenAusland/Entsendung.htm
(Zugriff am 19.11.2014)

DVKA/GKV-Spitzenverband (2014c): Gewöhnliche Erwerbstätigkeit in
mehreren Mitgliedsstaaten. Im Internet unter:
http://www.dvka.de/oeffentlicheSeiten/ArbeitenAusland/GewoehnlicheErwerb
staetigkeit.htm
(Zugriff am 19.11.2014)

DVKA/GKV-Spitzenverband (2014d): Häufige Fragen. Im Internet unter:
http://www.dvka.de/oeffentlicheSeiten/FAQ/FAQ_Leistung_Aufenthalt_Ausla
nd.htm#marke1
(Zugriff am 21.11.2014)

DVKA/GKV-Spitzenverband (2014e): Meine Krankenversicherung bei
Wohnort im Ausland. Im Internet unter:
http://www.dvka.de/oeffentlicheSeiten/pdf-
Dateien/MerkblattRentner/Merkblatt_Rentner.pdf
(Zugriff am 20.11.2014)

DVKA/GKV-Spitzenverband (2014f): Merkblatt für Grenzgänger.
Im Internet unter:
http://www.dvka.de/oeffentlicheSeiten/pdf-
Dateien/Grenzgaenger/Grenzgaenger_EU.pdf
(Zugriff am 22.11.2014)

DVKA/GKV-Spitzenverband (2014g): Unsere Aufgabenschwerpunkte.
Im Internet unter:
http://www.dvka.de/oeffentlicheSeiten/Wirueberuns/Aufgaben.htm
(Zugriff am 22.11.2014)

DVKA/GKV-Spitzenverband (2014h): Urlaub in den Niederlanden.
Im Internet unter:
http://www.dvka.de/oeffentlicheSeiten/pdf-
Dateien/MerkblaetterUrlaub/Urlaub_Niederlande.pdf
(Zugriff am 27.11.2014)

DVKA/GKV-Spitzenverband (2014i): Verbindungsstellen im Ausland.
Im Internet unter:
http://www.dvka.de/oeffentlicheSeiten/Kontaktadressen/VerbindungsstellenA
usland.htm
(Zugriff am 27.11.2014)

DVKA/GKV-Spitzenverband (2014j): Verordnung (EG) Nr. 883/04.
Im Internet unter:
http://www.dvka.de/oeffentlicheSeiten/pdf-
Dateien/EWGVerordnungen/VO_883_2004.pdf
(Zugriff am 19.11.2014)

DVKA/GKV-Spitzenverband (2014k): Verordnung (EG) Nr. 987/09.
Im Internet unter:
http://www.dvka.de/oeffentlicheSeiten/pdf-
Dateien/EWGVerordnungen/DVO_987_09.pdf
(Zugriff am 26.11.2014)

IKK Südwest (2014): Europäische Krankenversicherungskarte (EHIC).
Im Internet unter:
https://www.ikk-
suedwest.de/leistungen/auslandsversicherungsschutz/europaeische-
krankenversicherungskarte-ehic/
(Zugriff am 13.11.2014)

Marburger, H.:SGB V Gesetzliche Krankenversicherung, 9. Auflage, Walhalla
u. Praetoria Verlag GmbH & Co. KG, Regensburg, 2014

Rosenbrock, R./Gerlinger, T.: Gesundheitspolitik: Eine systematische
Einführung. 3. Auflage, Verlag Hans Huber, Bern, 2014.

Simon, M.: Das Gesundheitssystem in Deutschland: Eine Einführung in
Struktur und Funktionsweise. 3. Auflage. Verlag Hans Huber, Bern, 2010

Wasem, J./Staudt, S./Matusiewicz, D.: Medizinmanagement: Grundlagen und Praxis. Medizinisch Wissenschaftliche Verlagsgesellschaft, Berlin, 2013